AF465771

281

281

CONTRIBUTION A L'ÉTUDE DE LA PATHOGÉNIE ET DU TRAITEMENT DES MALFORMATIONS CONGÉNITALES DE L'ANUS ET DU RECTUM

PAR

Le Dr J.-C. FOATA

Ex-Interne des Hôpitaux d'Aix-en-Provence.

LYON

A. REY, IMPRIMEUR-ÉDITEUR DE L'UNIVERSITE

4, RUE GENTIL, 4

1900

92

4

CONTRIBUTION A L'ÉTUDE

DE LA PATHOGÉNIE ET DU TRAITEMENT

DES

MALFORMATIONS CONGÉNITALES

DE L'ANUS ET DU RECTUM

BIBLIOTHÈQUE RF

2

CONTRIBUTION A L'ÉTUDE
DE LA PATHOGÉNIE ET DU TRAITEMENT
DES
MALFORMATIONS CONGÉNITALES
DE L'ANUS ET DU RECTUM

RF

PAR

Le Dr J.-C. FOATA
Ex-Interne des Hôpitaux d'Aix-en-Provence.

LYON
A. REY, IMPRIMEUR-ÉDITEUR DE L'UNIVERSITÉ
4, RUE GENTIL, 4
—
1900

AVANT-PROPOS

Au début de ce modeste travail, nous sommes heureux de remplir un devoir bien agréable, celui de remercier tous ceux qui se sont intéressés à nous et ont contribué à notre éducation médicale. Notre première pensée se reporte naturellement vers nos maîtres de l'Ecole et des Hôpitaux de Marseille qui ont guidé nos premiers pas dans la science médicale, en particulier MM. les professeurs Combalad, Laget et Fallot, dont nous avons écouté avec le plus grand profit la parole autorisée.

Que nos maîtres de la Faculté de Lyon veuillent bien agréer aussi nos remerciements et l'assurance de notre profonde gratitude.

M. le professeur Fochier nous a fait un grand honneur en acceptant la présidence de notre thèse ; nous en sommes très touché et l'en remercions très vivement.

Nous n'aurions garde d'oublier nos maîtres de l'Hôtel-Dieu d'Aix, MM. les Drs Chabrier, Dargelos, Vadon, Latil, Aude, Champsaur, qui nous ont toujours témoigné beaucoup de sollicitude et d'amitié : nous nous plaisons à remercier tout particulièrement M. le

Dr Latil, qui a toujours été pour nous un conseiller sûr et un chef de service bienveillant.

Nos amis MM. Acquaviva, chef de clinique à l'Ecole de Marseille, et Bartoli, interne des Hôpitaux de Marseille, nous ont toujours aidé de leurs conseils éclairés ; c'est à eux également que nous devons l'idée de ce travail : nous sommes bien aise de leur adresser l'expression de notre profonde reconnaissance.

INTRODUCTION

HISTORIQUE

Les vices de conformation ano-rectaux sont certainement connus depuis fort longtemps : nous n'en avons pourtant pas trouvé trace dans les ouvrages d'Hippocrate ; les auteurs anciens qui en font mention sont généralement muets sur le traitement de ces anomalies, et il faut arriver à Paul d'Egine (VIIe siècle) pour trouver les préceptes d'une opération s'y rapportant : celui-ci se servait d'un bistouri pour perforer l'ampoule rectale à l'endroit où elle était le mieux sentie, puis d'une sonde pour dilater.

Au XIe siècle, Albucassis préconise l'incision, et conseille de mettre ensuite une canule en plomb, que l'on retire quand l'enfant va à la selle.

L'histoire des imperforations de l'anus et du rectum subit un temps d'arrêt à cette époque ; et ce n'est qu'au XVIIIe siècle que nous retrouvons des documents sur cette question :

En 1710, Littre émet l'idée de l'opération qui porte son nom, mais qui ne fut pratiquée, il est vrai, qu'en 1783, par A. Dubois.

Il faut citer, parmi ceux qui s'occupèrent de la question

à cette époque, J.-L. Petit, Wrisberg, Desault et Dumas.

La première observation nette d'un abouchement du rectum avec la vessie serait due à Kaltschmied.

En 1800, Callisen propose l'anus lombaire.

Dieffenbach propose la proctoplastie en 1822, mais c'est à Amussat que revient le mérite d'avoir le premier tracé les règles de cette opération, et montré que l'anus artificiel devait, autant que possible, occuper la place de l'anus normal (1835).

Puis viennent les travaux de Goyraud (d'Aix), Giraldès, Friedberg, Trélat qui a donné une division classique des imperforations ano-rectales basée sur l'anatomie ; Verneuil, qui préconisa la résection du coccyx pour se donner plus de jour quand on opère par le périnée (1857).

Anders préconise l'ouverture du péritoine.

En ce qui concerne les abouchements anormaux, Valle fit la première intervention à la fin du siècle dernier. Dieffenbach est l'inventeur de la méthode qui porte son nom pour les abouchements recto-vaginaux. Nélaton, Rizzoli ont apporté des modifications à son procédé.

Parmi les auteurs comtemporains, il faut accorder une mention spéciale à Macleod, Delagenière, auteurs d'une modification dans l'intervention, et Kirmisson, dont les remarquables travaux font autorité en la matière.

Quant à la pathogénie des anomalies que nous étudions, elle n'a été mise en lumière que par les récents travaux de M. Duval, O. Cadiat, Jeannel, His, Hermann, Hertwig, Tourneux et Retterer, qui ont fixé d'une façon à peu près définitive le développement embryogénique de l'anus et du rectum.

Les malformations congénitales de l'anus et du rectum,

sans être fréquentes, ne sont probablement pas aussi rares que l'affirment certains auteurs ; mais les statistiques sur ce sujet sont tellement divergentes, qu'il est difficile de se faire une idée de leur fréquence : Trélat en compte seulement 1 sur 11000 nouveau-nés.

En tout cas, ces vices de conformation intéressent au plus haut point le chirurgien, et à cause de leur gravité, et à cause des interventions qu'ils nécessitent.

Mais un pareil sujet est très vaste : aussi, avons-nous éprouvé la nécessité de borner notre étude à la pathogénie et au traitement des imperforations ano-rectales et des abouchements anormaux du rectum.

CONTRIBUTION A L'ÉTUDE
DE LA PATHOGÉNIE ET DU TRAITEMENT
DES
MALFORMATIONS CONGÉNITALES
DE L'ANUS ET DU RECTUM

CHAPITRE PREMIER

PATHOGÉNIE

§ 1. Embryologie.

L'embryologie étant la clef de la pathogénie des malformations congénitales de l'anus et du rectum, nous devons d'abord faire succinctement l'histoire du développement ano-rectal, afin de montrer à quelle phase et à quel arrêt de développement correspond telle ou telle anomalie, anomalie qui sera plus ou moins définie, plus ou moins accentuée, selon que le trouble survenu dans la marche du processus embryologique sera plus ou moins profond, plus ou moins précoce.

Le rectum et l'anus sont absolument indépendants l'un de l'autre dans leur formation et dans leur évolution, et l'étude de leur développement peut être faite séparément.

Le rectum dérive de cette partie de l'intestin primitif que l'on désigne sous le nom d'*intestin caudal* (Hertwig) ou d'*intestin postérieur* (Tourneux), c'est une sorte de cul-de-sac arrondi, qui communique, d'un côté, avec la gouttière médullaire par le *canal neurentérique*, communication transitoire d'ailleurs, car bientôt le canal neurentérique disparaît, et, de l'autre, avec la cavité de l'entoderme par l'*aditus posterior*. L'intestin postérieur apparaît de bonne heure, puisqu'il est déjà visible sur un embryon de 1 millimètre correspondant à un œuf de treize jours. Il émet, dès son apparition, deux bourgeons : l'un de ces bourgeons constitue l'*intestin post-anal*, qui ne tarde pas à s'atrophier et à se transformer « en un cordon épithélial plein, qui se détache ensuite du rectum et du canal médullaire, pour disparaître enfin complètement » (Hertwig) (fin du premier mois).

Le second bourgeon entodermique naît sur la face ventrale de l'intestin postérieur, c'est la *vésicule allantoïde*.

Ainsi, à cette époque de la vie embryonnaire, l'intestin proprement dit, ou plutôt la portion terminale de celui-ci, et l'allantoïde débouchent dans la même cavité, qui n'est autre que l'intestin postérieur, et qui prend, à ce moment, le nom de *cloaque interne*.

L'allantoïde s'accole bientôt à la paroi abdominale antérieure et, passant à travers l'orifice cutané, vient déboucher dans le cœlome externe. A ce moment elle comprend donc deux portions : l'une extra-embryonnaire, dont nous n'avons pas à nous occuper, et l'autre intra-abdominale, le pédicule.

C'est ce pédicule qui formera un organe important de l'adulte, la vessie : la partie inférieure fournit également le canal de l'urètre tout entier chez la femme, une portion de ce canal chez l'homme.

Le cloaque se cloisonne bientôt (fin du deuxième mois) ;

certains auteurs (Tourneux) veulent que ce cloisonnement soit dû à la descente d'une lame mésodermique située entre le rectum et l'allantoïde, l'*éperon périnéal*; d'autres, tels que Rathke et Retterer, à la fusion de deux replis verticaux, les *replis de Rathke*, qui « s'avancent l'un vers l'autre comme deux rideaux ».

Quoi qu'il en soit de ce mode de cloisonnement, le cloaque se trouve alors divisé en deux compartiments : l'un antérieur, qui sera le *sinus uro-génital*, l'autre postérieur, *excavation ano-rectale*. Ce cloisonnement est complet, chez l'homme, dans le cours du troisième mois.

Avant le cloisonnement, on voit déboucher sur les côtés du cloaque les canaux excréteurs de Wolff; cet abouchement se fait chez l'embryon humain dès le stade de 4 millimètres (œuf de vingt et un jours). Par suite du cloisonnement, ces canaux s'ouvrent maintenant dans le sinus uro-génital. Près d'eux débouchent aussi les deux conduits de Müller.

Plus tard, lorsque les canaux de Wolff se sont transformés en canaux déférents et que les uretères se sont développés, la partie inférieure seule du sinus uro-génital, celle qui est au-dessous de l'ouverture des conduits, demeure commune aux organes génitaux et urinaires; cette portion inférieure a reçu le nom de *conduit urogénital*, le segment supérieur celui de *conduit urétro-vésical*.

Le premier fournit, chez la femme, le vestibule, chez l'homme la portion prostatique antérieure, membraneuse et bulbeuse de l'urètre. Le conduit urétro-vésical donne naissance, chez la femme, à la vessie et à l'urètre tout entier, chez l'homme à la vessie et à la portion prostatique postérieure de l'urètre.

Le sinus uro-génital, d'abord obturé par la lame uro-génitale, qui n'est autre chose que la partie antérieure de la membrane cloacale dont nous aurons à nous occuper à propos de la formation de l'anus, s'ouvre bientôt à l'extérieur par la fente uro-génitale, autour de laquelle se formeront les organes génitaux externes.

Nous venons d'étudier la formation du rectum et ses connexions avec les organes génito-urinaires. Il nous reste maintenant à parler du développement de l'anus.

L'anus se forme à la face ventrale du corps de l'embryon, en avant du canal neurentérique, aux dépens de la *membrane anale*. Il ne résulte pas, comme le voulait une théorie ancienne, de la rencontre du cloaque externe et du cloaque interne s'avançant l'un vers l'autre.

La membrane anale est le résultat de l'accolement de l'épithélium entodermique du tube digestif et de l'ectoderme invaginé, et constitue la paroi antérieure du cloaque.

Elle s'épaissit bientôt et devient le *bouchon cloacal* de Tourneux : dans l'épaisseur de ce bouchon apparaissent quelques lacunes qui vont grandissant, s'accolent entre elles et, finalement, constituent une ouverture faisant communiquer l'intestin avec l'extérieur : cette ouverture n'est autre que l'orifice anal. Il revêt primitivement la forme d'une fente sagittale, limitée en arrière par le *repli post-anal*, en avant par le *tubercule génital*, sur les côtés par les *replis génitaux*. Ceux-ci s'unissent bientôt à leur partie moyenne, et l'orifice primitif se trouve divisé en deux parties : une antérieure qui se comble chez l'homme, et devient l'orifice vulvaire chez la femme ; une postérieure, l'anus proprement dit, qui s'arrondit et se transforme en canal par suite de la saillie plus accentuée des replis.

L'anus est perforé sur l'embryon de 25 millimètres, c'est-à-dire à la fin du deuxième mois.

Terminons en disant qu'à la fin du troisième mois les deux sphincters sont nettement indiqués.

En résumé, nous observons dans l'embryon humain :

1° L'apparition de l'intestin postérieur et de la vésicule allantoïde, dans les treize premiers jours; et l'existence du cloaque, cavité commune à l'intestin et à l'allantoïde;

2° L'ouverture de l'anus à la fin du deuxième mois, et sa formation aux dépens de la membrane cloacale et non d'un cloaque externe;

3° Le cloisonnement du cloaque, commençant à la fin du deuxième mois et se terminant dans le cours du troisième;

4° L'abouchement des canaux excréteurs dans le cloaque au vingt-unième jour, et dans le conduit urétro-vésical par suite du cloisonnement de ce cloaque;

5° La formation du vestibule aux dépens du conduit urétro-vésical, le canal utéro-vaginal étant fourni par les canaux de Muller.

§ 2. — Application des données embryologiques à la Pathogénie.

Après avoir passé en revue les diverses phases du développement du rectum et de l'anus, voyons comment une malformation peut se produire, lorsque les lois régulières qui président à ce développement se trouvent en défaut.

A la première période, celle qui comprend les treize premiers jours, un arrêt de développement produira une *absence complète* de rectum, s'il porte sur la portion terminale de l'intestin ; mais si celui-ci n'est pas arrêté trop haut dans son évolution, il pourra continuer à s'aboucher avec l'allantoïde, dans le cas contraire il n'y aura pas de communication. L'ampoule colique siègera toujours assez haut.

La deuxième période, celle qui est la plus fertile en anomalies, est celle qui correspond au cloisonnement du cloaque. Si un arrêt survient au début de la descente de l'éperon périnéal ou de l'accolement des lames latérales, il y aura persistance du cloaque, par conséquent *abouchement recto-vesical ;* si c'est à la fin, la cloison séparant le rectum d'avec le conduit urogénital manquera, il y aura par suite un *abouchement anormal* entre le *rectum* et la *portion préprostatique de l'urètre* chez l'homme, entre le rectum et le *vestibule* chez la femme. Il peut arriver également que la fistule siège à la partie moyenne de la cloison, alors que la coalescence des parties supérieure et inférieure est parfaite. Mais ceci est plus difficile à expliquer dans l'hypothèse de la descente d'un éperon périnéal comme le veut Tourneux, tandis qu'on conçoit mieux le mécanisme de cette anomalie dans la conception de Rathke défendue par Retterer, car les replis latéraux peuvent très bien se rencontrer à leurs parties supérieure et inférieure sans que cette rencontre se fasse à la partie moyenne. Cet arrêt donne lieu aux *abouchements* du rectum avec la *vessie,* avec l'*utérus,* ou avec la *partie haute du vagin.*

Comme on le voit, les fistules recto-vaginales et rectovestibulaires ne se produisent pas par le même mécanisme ni à la même époque. Cela tient à ce que le vagin dérive des canaux de Müller, tandis que le vestibule est une émanation du conduit urogénital. Chez la femme, les abouchements recto-vésicaux n'existent pas, car le cloisonnement recto-urinaire est toujours fourni par le canal utéro-vaginal, issu de l'union des conduits de Müller.

Le mode de cloisonnement du cloaque, tel que nous le concevons, nous donnera encore l'explication d'une anomalie simple et fréquente, nous voulons parler de l'*imperforation ano rectale,* le rectum se terminant par un cul-de-sac fermé et s'arrêtant à une certaine distance de l'anus : dans ce cas, les deux replis latéraux du cloaque ont bien marché l'un vers l'autre, la soudure s'est produite, mais n'a abouti qu'à la formation d'un cordon fibreux, le revêtement épithélial ayant manqué. L'anus existe au contraire le plus souvent dans ces cas, mais il est imperforé, par suite de l'existence d'un pont mésodermique le séparant du rectum : il a toutes les apparences d'un anus normal, et l'on peut constater, en introduisant le doigt dans cet orifice qu'il est muni d'un sphincter. Ceci nous prouve qu'il y a indépendance entre les développements des deux portions terminales du tube digestif, l'anus s'étant formé normalement par suite de la régression du bouchon cloacal et de la coalescence des replis ano-génitaux, alors que le rectum était frappé d'atrophie.

Toutes ces anomalies doivent évidemment se produire pendant le cloisonnement du cloaque, c'est-à-dire qu'elles sont constituées chez un embryon de trois mois.

Les plus élevées, c'est-à-dire les plus graves, sont les premières en date.

BIBLIOTHÈQUE ... RF ...

Si nous nous reportons maintenant du côté de l'évolution de l'anus, nous verrons que les anomalies qui frappent cet organe répondent également à une période de son développement.

D'abord il peut ne pas y avoir trace d'anus; dans ce cas les replis ano-génitaux ont opéré leur jonction même au niveau de la membrane anale et en s'étendant jusqu'au repli post-anal, au lieu de se fusionner seulement dans leur partie antérieure pour constituer le périnée.

Il peut y avoir *imperforation de l'anus.*

Elle peut être due à une cloison siégeant à l'union de l'anus et du rectum, ce qui s'expliquerait par la persistance de la membrane anale.

Nous avons donné l'explication de l'imperforation, dans le cas où il coexiste une imperforation rectale.

Enfin l'imperforation de l'anus peut se voir en même temps qu'un abouchement anormal du rectum.

Ici l'anomalie est la conséquence naturelle du défaut de cloisonnement. Mais l'anus persiste souvent en même temps que l'abouchement anormal: comment expliquer alors que cet abouchement ne soit qu'une ectopie de l'anus, comme le veulent la plupart des auteurs? Plusieurs observations (Cruveilhier, Gièse, Ramonet, etc) signalent la présence de l'anus, recouvert ou non par une membrane, à sa place normale, tandis que l'orifice inférieur du rectum ne possède pas de sphincter. Le terme d'ectopie de l'anus nous paraît donc impropre pour désigner ces abouchements anormaux. Quant à leur pathogénie, voici l'explication qu'en donne Retterer (nous parlons seulement des abouchements à la vulve ou au périnée, les autres ayant été passés en revue plus haut): « Le cloisonnement se faisant normalement, le septum urétro-rectal n'est pas arrivé à l'orifice cloacal, au moment où le bord postérieur de l'un des replis ano-génitaux était déjà recourbé en bas et en dedans pour aller à la rencontre de son congénère. Ces replis arrivent au contact et se soudent, pendant que le segment inférieur du conduit cloacal continue à se cloisonner et à allonger le rectum, devant le pont cutané, qui résulte de la jonction des replis ano-génitaux. »

Telles sont les applications que l'on peut faire des données embryologiques à la pathogénie des malformations que nous étudions, et dont Trélat a donné la classification suivante, restée classique (article Anus du *Dictionnaire encyclopédique)* :

1° Rétrécissements de l'anus du rectum ;

2° Imperforations ou atrésies de l'anus et du rectum ;

3° Absences de l'anus et du rectum ;

4° Abouchements anormaux.

Nous ne nous occuperons pas des rétrécissements qui ne rentrent pas dans notre cadre. La pathogénie en est d'ailleurs aisée à concevoir.

Quant aux autres vices de conformation, nous venons de voir que l'embryologie nous permet d'expliquer leur pathogénie. Pour nous résumer, nous dirons :

Que les imperforations du rectum sont dues au défaut de revêtement épithélial, la fusion des replis de Rathke aboutissant à la formation d'un cordon plein ;

Que les imperforations de l'anus sont dues :

a) Quand elles sont simples, à la persistance de la membrane anale ;

b) Quand elles se compliquent d'abouchement anormal

du rectum, à ce que le processus du cloisonnement a subi une déviation ;

Que l'absence du rectum est dû à un arrêt de développement frappant l'extrémité de l'intestin primitif aux premiers jours de la vie embryonnaire — celle de l'anus provenant de ce que les replis ano-génitaux se sont fusionnés sur toute leur longueur.

Enfin, les abouchements anormaux s'expliquent de la façon suivante :

a) S'ils sont viscéraux (vessie, urètre, vestibule), par un vice de cloisonnement du cloaque ;

b) S'ils sont cutanés (vulve, scrotum), par un défaut de simultanéité entre deux processus, dont l'un a pour siège la cloison cloacale, l'autre les replis ano-génitaux ; d'où il résulte que l'orifice rectal est déjeté en avant.

Restent les abouchements recto utérins et recto-vaginaux. Ce sont ceux dont la pathogénie est la plus obscure ; et Jeannel, dans la classification qu'il a donnée des anomalies ano-rectales d'après leur âge embryonnaire *(Revue de chirurgie,* 1887), déclare ne pas les comprendre, embryogéniquement parlant, puisque l'intestin n'est, à aucun moment de la vie embryonnaire, en communication avec les conduits de Müller. Voici pourtant, d'après Retterer, l'explication que l'on peut en donner :

La fusion des canaux de Müller se faisant dans l'épaisseur de la cloison cloacale, laquelle résulte de la fusion des replis de Rathke, si l'un de ces replis est frappé d'arrêt dans sa marche et ne rejoint pas l'autre, il en résulte un abouchement du rectum dans le canal utéro-vaginal, et un utérus bifide ou un double vagin, les canaux de Müller n'étant pas arrivés au contact sur la ligne médiane. Ce qui expliquerait que les deux anomalies coexistent souvent.

En résumé, la plupart des malformations sont occasionnées par un arrêt de développement ou une irrégularité dans le processus ayant pour siège les lames latérales du cloaque ou les replis ano-génitaux qui en émanent.

Leur date d'apparition est antérieure à la fin du troisième mois de la vie embryonnaire, et d'autant plus ancienne que l'anomalie est plus grave.

Quant à la raison primordiale de ces arrêts de développement, elle est encore à peu près inconnue. On a incriminé la syphilis et l'alcoolisme chez les ascendants.

L'hérédité paraît jouer un rôle certain : témoin le cas cité par Hadra, d'une famille dans laquelle il y eut six sujets atteints d'imperforation.

CHAPITRE II

TRAITEMENT

Cette étude, pour être claire et complète, doit être divisée en deux parties :

1° Traitement des imperforations ;

2° Traitement des abouchements anormaux.

§ Ier. — Traitement des imperforations.

Commençons par une étude critique des divers procédés employés jusqu'à ce jour ; nous examinerons ensuite quel est le procédé qui convient à chaque cas particulier. Les méthodes abondent, car les espèces sont nombreuses, et Guersant disait que, sur plus de trente cas opérés par lui, il n'y en avait pas deux identiques ; mais elles peuvent se ramener à quatre principales :

La première a pour but de créer simplement un trajet d'un coup de bistouri donné au niveau de la fossette anale et de dilater ce trajet ;

La seconde se propose, par une dissection des tissus qui composent le périnée, d'aller à la recherche de l'ampoule, et de suturer sa muqueuse à la peau ;

La troisième, de créer un anus contre nature, quand l'ampoule ne peut être atteinte par la méthode précédente ;

Enfin, la quatrième, dont la mise en pratique sinon l'idée est de date récente, c'est celle que M. Chalot désigne sous le nom de sigmoïdostomie périnéale par la voie combinée.

A. **Opérations sur le périnée.** — 1° La *ponction simple*, pratiquée avec un trocart ou un bistouri, opération ancienne, dont Paul d'Egine fait déjà mention ; abandonnée de nos jours.

2° La *prostotomie* ou *incision simple*, suivie ou non de dilatation, applicable quand une simple cloison membraneuse sépare le rectum de l'anus.

Inconvénients. — L'orifice ainsi créé est rétractile ; comme il n'a pas de paroi muqueuse, les matières peuvent pénétrer et infecter les tissus.

Et d'ailleurs, est on sûr que le rectum est en contact avec l'infundibulum anal. Dans le cas où l'ampoule rectale serait à une certaine hauteur, la méthode serait encore plus dangereuse. Elle est donc peu recommandable.

3° La *proctoplastie* : elle consiste à faire une incision médiane allant de la racine des bourses ou de la fourchette jusqu'au coccyx ; puis à aller à la recherche de l'ampoule rectale à travers le tissu cellulaire. Pour cela, on se porte du côté du sacrum, car on doit craindre de blesser la vessie ou l'utérus, ces organes ayant une tendance à se porter en arrière, surtout quand le rectum fait défaut. On sépare les faisceaux du releveur de l'anus, on déchire l'aponévrose de ce muscle, et on avance prudemment, en se servant du doigt ou d'un instrument mousse, tel que la sonde cannelée, jusqu'à ce que le cul-de-sac intestinal vienne faire saillie, ce qui est souvent favorisé par les cris de l'enfant. Ce cul-de-sac se présente sous l'apparence d'une tumeur mollasse, de couleur brune, distendue par le méconium. On l'isole des tissus avoisinants, de façon à la rendre mobile ; puis on la saisit avec une pince et on l'attire en bas, de façon à pouvoir la fixer au périnée. Avant de l'ouvrir, il est préférable de faire un premier plan de sutures, suivant le procédé de M. Vincent, comprenant la paroi rectale, la muqueuse exceptée, et les tissus du périnée. Après quoi, on ouvre l'ampoule, dont on fixe la muqueuse aux tissus, en ayant soin que celle-ci dépasse le niveau de la peau, selon le conseil déjà donné par Amussat, afin d'éviter un rétrécissement cicatriciel.

On termine en suturant la plaie périnéale, en avant et en arrière du nouvel anus.

C'est Amussat qui a été le promoteur de cette méthode; après lui, Goyraud l'a modifiée et a fixé avec plus de précision le manuel opératoire.

Verneuil y a ajouté la résection du coccyx. Après avoir tracé l'incision classique, il détache les insertions qui se font sur le coccyx, et en résèque environ 1 centimètre. Verneuil prétend que cette mutilation a pour résultat d'agrandir sensiblement le champ opératoire, de faciliter les recherches et de permettre une plus grande rapidité dans l'opération : il aurait guéri cinq enfants opérés par sa méthode.

Certains chirurgiens reprochent au procédé de Verneuil de favoriser le prolapsus du rectum, et préfèrent récliner simplement le coccyx, au lieu de réséquer. Les Allemands, allant plus loin dans cette voie, ont proposé la résection d'une partie plus ou moins considérable du sacrum, mais on obtient ainsi des brèches trop étendues, et le résultat ne paraît pas avoir répondu à l'attente.

M. Vincent (de Lyon), au lieu de réséquer le coccyx propose de le contourner : pour cela, il prolonge l'incision médiane classique sur l'un des côtés, en remontant le long du bord du sacrum. Au dire de M. Vincent et de son élève, M. Maître, ce procédé permettait d'arriver jusqu'à 5 centimètres au-dessus du périnée.

Stromeyer proposa d'ouvrir franchement le péritoine, cet épouvantail devant lequel reculaient les anciens chirurgiens, et qui était pour eux une sorte de *noli me tangere*, appréhension fort compréhensible avant l'avènement de l'antisepsie, mais qui n'est plus légitime de nos jours. Leisreinck suivit, en 1872, le conseil de Stromeyer et obtint un succès.

M. le professeur Fochier a de nouveau préconisé cette méthode et inspiré les travaux de M. Commandeur et de M. Robert[1]. Ce dernier a bien fait ressortir les avantages de l'ouverture du cul-de-sac péritonéal, qui permet d'atteindre le rectum et de créer un anus périnéal dans les cas où, auparavant, on se croyait obligé d'avoir recours à la colotomie. L'ouverture du péritoine n'étant plus redoutée de nos jours, il faudra donc y avoir recours sans hésiter toutes les fois qu'on rencontrera la séreuse sans avoir atteint l'ampoule intestinale.

Tels sont les procédés employés quand on opère par la voie périnéale. L'opération d'Amussat, avec les améliorations et les additions qu'on y a ultérieurement apportées, est sans conteste la méthode de choix. C'est elle qu'on devra employer toutes les fois qu'on le pourra : c'est elle qui est la plus rationnelle, puisqu'elle a pour but de réta-

[1] Thèse de Lyon, 1896.

blir l'anus à la place marquée par la nature ; c'est elle enfin qui fournit les meilleurs résultats. A ne prendre, en effet, que la statistique d'Anders, nous y trouvons : sur 44 cas opérés, 31 succès et 13 morts.

Si les résultats fournis par nos observations ne nous permettent pas d'être aussi optimiste, ils nous montrent néanmoins que l'anus obtenu par la méthode périnéale fonctionne parfaitement et est absolument continent.

B. **Voie abdominale. Colotomie.** — La méthode précédente n'est pas toujours applicable, et, soit que l'on n'ait pu trouver l'ampoule rectale par le périnée, soit que l'état de l'enfant réclame une intervention de courte durée, on a recours à la colotomie. C'est là une opération très ancienne, mais qui a surtout été propagée par Littre.

Celui ci pratiquait son anus du côté gauche, au-dessus de l'arcade de Fallope ; c'est, en effet, à gauche que se trouverait, au dire de Bourcart et de Jonnesco, la partie la plus fixe de l'S iliaque : l'incision porte à 1 centimètre au-dessus de l'arcade.

Callisen prétendit que l'anus était plus facile à établir à la région lombaire et Amussat se fit le propagateur de cette méthode : mais l'enthousiasme du début tomba bientôt à cause des difficultés de l'opération et de la possibilité de léser par cette voie des organes essentiels, tels que les reins. Peut-être la colotomie lombaire n'a-t-elle pas fait ses preuves, et est-elle appelée, dans certains cas, à rendre des services (Mollière, Delanglade).

Quant à l'anus iliaque, ses inconvénients sont nombreux : il crée une infirmité repoussante et trop souvent permanente ; il expose à des hémorragies, toujours funestes chez un nouveau-né ; la découverte de l'S iliaque se fait parfois très péniblement (cas de M. Delanglade, obs. VII). L'enfant opéré par M. le Dr Eynard est mort le lendemain de l'opération (obs. I).

La statistique donnée par M. Ducuron[1] donne une mortalité de :

62, 6 pour 100 pour la colotomie iliaque ;

55, 1 pour 100 pour la colotomie lombaire,

tandis que, d'après le même auteur, la proctoplastie aurait une mortalité de 41,6 pour 100.

C'est donc là une opération d'exception, et, sans partager l'indignation de Saint-Germain qui la juge « pire que la mort[2] », nous ne nous rangeons pas non plus à l'avis de ceux qui la préconisent d'emblée dans les cas où certains signes, tels que le rapprochement des ischions, l'aplatissement du bassin, etc., font présumer de la situation élevée de l'anse intestinale ; car ces signes sont trompeurs, et il convient toujours de tenter la voie périnéale avant de se décider à la colotomie.

Enfin, nous essaierons, avant de créer un anus artificiel définitif à la région iliaque, du procédé employé par M. Kirmisson, mais dont l'idée remonte à Nélaton et Demarquay, au dire de Trélat, qui en fait mention dans son article du *Dictionnaire encyclopédique*, en ajoutant toutefois que « cette idée n'a jamais été mise à exécution ». M. Kirmisson (obs. VI) introduit une sonde par l'anus iliaque dans le bout inférieur de l'intestin, lequel est ainsi refoulé vers le périnée, où on le fixe.

[1] Thèse de Bordeaux, 1889.

[2] *Rev. des mal. de l'enfance*, 1888.

C. **Voie combinée.** — Reste le procédé décrit par M. Chalot, de Toulouse, dont Macleod a eu l'idée le premier. M. Delagénière, de Tours, l'a également mis à exécution. M. Chalot l'a magistralement mis en pratique tout récemment, et longuement exposé dans son observation que nous reproduisons plus loin (obs. V). Le succès a d'ailleurs couronné son effort, et c'est là un procédé recommandable toutes les fois que l'on n'aura pu atteindre l'intestin par la voie périnéale, qu'il sera bon d'essayer avant de créer un anus abdominal.

§ 2. Traitement des abouchements anormaux.

Valle est le premier, à la fin du XVIIIe siècle, qui ait opéré un cas de ce genre. Il allait simplement à la recherche de l'ampoule, en incisant le périnée, et la fixait à la place de l'anus normal, laissant ainsi persister une fistule. Goyrand proposa de passer une sonde cannelée dans l'orifice et de sectionner, méthodiquement, jusqu'au coccyx ; mais ce procédé n'amène pas toujours la guérison du trajet anormal.

La véritable cure radicale est obtenue par la méthode dite de transposition.

Méthode de transposition. — Dieffenbach est le premier qui l'ait mise en pratique. Nélaton l'a modifiée, et Rizzoli a vulgarisé le procédé qui porte son nom.

I. PROCÉDÉ DE DIEFFENBACH. — Il comprend deux temps :

1er Temps. — La position est celle de la taille. On introduit une sonde rectale par l'ouverture vaginale. Puis, en arrière de la fossette naviculaire, en dehors du vagin, on divise le périnée jusqu'au coccyx. L'intestin est isolé, séparé du vagin ou de la vulve sur une demi-circonférence inférieure : le lambeau est fendu, et les deux lambeaux secondaires fixés par deux points à l'extrémité de la plaie périnéale.

On laisse cicatriser, et on reprend l'opération environ trois semaines après.

2° Temps. — On achève la séparation de la paroi antérieure du rectum avec le vagin ; on suture cette paroi au niveau de la première. Puis on avive l'ouverture vaginale et la plaie périnéale et l'on suture.

II. PROCÉDÉ DE NÉLATON. — Il comprend un seul temps : Incision cruciale du périnée, isolement du rectum ; section de celui ci au ras du vagin, et fixation au périnée.

III. PROCÉDÉ DE RIZZOLI. — On fait, avec un bistouri convexe, une incision médiane allant de la fourchette au coccyx et n'intéressant que la peau. On sépare les fibres musculaires et on isole l'intestin. Puis, se servant d'un doigt introduit par l'anus vulvaire comme conducteur, on dissèque l'orifice anormal, en ménageant les fibres musculaires, s'il y en a ; et l'on détache le rectum de toutes ses adhérences. Celui-ci se porte alors de lui-même vers le coccyx : on le fixe à l'extrémité postérieure de la plaie périnéale, en terminant comme dans la méthode précédente.

Ce sont là les principaux procédés applicables, non seulement aux abouchements à la vulve et dans le vagin pour lesquels ils ont été créés, mais aussi aux abouchements recto-urinaires. Le meilleur, celui qu'il faut préférer, est évidemment celui de Rizzoli : c'est le plus rationnel et celui qui a fourni les meilleurs résultats. Mais il est assez long, d'une exécution délicate, et ne saurait convenir à tous les cas.

§ 3. Indications. — Choix du procédé.

Nous venons de passer en revue les divers modes opératoires qui ont pour but de corriger les erreurs de la nature qui a privé un être d'une voie d'élimination essentielle ou l'a doté d'une voie anormale, détournée et insuffisante. Nous nous proposons d'examiner, dans le présent chapitre, quelle serait la conduite pratique à tenir en présence d'un enfant atteint d'une pareille anomalie, et quelles indications guideraient notre intervention.

Deux cas peuvent se présenter :

1° L'intervention est urgente. C'est ce qui a lieu dans les imperforations complètes, dans les abouchements anormaux à trajet étroit, ou à orifice obstrué ;

2° L'expulsion des matières se fait bien, le trajet est perméable. C'est le cas de la plupart des abouchements anormaux.

A. **Traitement d'urgence.** — Après avoir recueilli tous les renseignements qui peuvent être utiles ; après avoir bien examiné le périnée pour voir s'il bombe quand l'enfant crie, introduit un doigt dans l'anus s'il existe, recherché s'il n'existe pas un abouchement anormal ; quand, par conséquent, on est sûr de son diagnostic, il n'y a plus d'hésitation possible, il faut se hâter d'intervenir. C'est souvent de la prompte intervention que dépend le salut du pauvre petit être que l'on nous confie. Nous avons l'intime conviction que l'on aurait ainsi pu sauver plus d'une existence, si le diagnostic avait été posé plus tôt et si l'opération avait été plus précoce. En pareil cas, les instants sont précieux, et chaque heure qui nous sépare du moment de la naissance est une chance de moins de survie à l'actif du petit patient, de la faiblesse duquel la stercorémie menaçante aura bientôt raison, si le chirurgien n'y met bon ordre.

Hâtons-nous donc d'intervenir ! tel est le précepte général à inscrire en tête d'un chapitre concernant le traitement.

Les indications ont déjà été formulées par Trélat, on se propose :

1° De créer une voie artificielle et permanente pour l'évacuation des matières ;

2° De placer cette voie au siège de l'anus ou le plus près possible.

Les instruments dont on aura besoin ne sont ni nombreux, ni compliqués : un bistouri, des ciseaux, une sonde cannelée, une aiguille de Reverdin, des pinces à griffes, des écarteurs, constituent à peu près tout l'arsenal nécessaire ; on y ajoutera des drains, quelques sondes urétrales, des fils de soie et des crins de Florence.

L'enfant, chaudement enveloppé dans une couverture, est couché sur le dos, sur le bord d'une table, les cuisses repliées sur l'abdomen, dans la position de la taille, de façon à ce que le périnée soit bien exposé.

Faut-il donner le chloroforme ? En général, l'opération étant assez peu douloureuse, il est préférable de s'en abstenir, surtout si l'on a affaire à un enfant peu robuste et déjà affaibli ; si l'enfant réagit trop vivement, on pourrait avoir recours à l'anesthésie locale ou administrer avec prudence quelques gouttes de chloroforme.

Après avoir introduit une sonde dans la vessie, s'il s'agit d'un garçon ; dans le vagin, si l'on a affaire à une fille, on fait sur la ligne médiane une incision qui part de l'anus, s'il existe, du scrotum ou de la fourchette dans le cas contraire et va jusqu'au coccyx. On incise couche par couche la peau, le tissu cellulaire, et, s'aidant beaucoup plus de la sonde cannelée, on va à la recherche de l'ampoule en se guidant sur la sonde passée dans l'urètre ou le vagin.

Il faut redoubler de prudence en avançant vers la profondeur et se tenir toujours contre le coccyx ou le sacrum.

Si, malgré tout, on ne découvre pas l'ampoule, il faut prolonger en haut l'incision médiane, et, un aide maintenant les lèvres de la plaie écartées, on met à nu la pointe du coccyx, on le libère de ses attaches et on le récline, ou, si le jour ainsi obtenu est insuffisant, on le résèque, d'un coup de ciseaux ou de bistouri, suivant le conseil de Verneuil.

Dans la majorité des cas, on arrivera alors sur l'ampoule, qui fait au fond de la plaie une tache brune et donne une sensation de rénitence, due au méconium qui s'y est accumulé, plus nettement appréciable lorsque l'enfant pousse des cris. On la saisit, soit avec les mors de la pince à griffes, soit en passant dans sa paroi deux fils de soie, et on l'attire vers la fossette anale ou au niveau du futur anus, où on la fixe au moyen de quatre fils passant à travers la peau et les parois de l'ampoule ; elle est alors ouverte et vidée. On fait un lavage de la muqueuse à l'eau boriquée tiède, et on complète les sutures, en ayant soin de faire déborder la muqueuse sur tout le pourtour, de façon à éviter la rétraction ultérieure.

L'orifice ainsi obtenu doit permettre l'introduction de l'extrémité de la phalangette du petit doigt.

Pansement à la gaze iodoformée ou simplement avec des compresses stérilisées renouvelées fréquemment.

Il sera bon d'introduire le petit doigt dans le nouvel anus, trois à quatre fois par jour, de façon à prévenir la coarctation.

Mais il n'en va pas toujours aussi simplement, et les recherches relatives à l'ampoule rectale peuvent rester infructueuses, malgré l'agrandissement du champ opératoire obtenu par la résection du coccyx.

Dans ce cas, il ne faut pas hésiter à ouvrir le cul-de-sac péritonéal, et à attirer, à travers la boutonnière ainsi faite, l'anse intestinale que l'on fixera au périnée comme précédemment.

Supposons, enfin, que l'ampoule soit trop élevée pour être atteinte par le périnée, malgré tous les efforts tentés, c'est-à-dire que le rectum fasse absolument défaut, et que la terminaison de l'intestin soit représentée par une ampoule sigmoïde située au-dessus du promontoire. Force sera bien d'aller la chercher par la voie abdominale. A cet effet, nous ferons, non pas la laparotomie médiane, comme le conseillent certains auteurs, mais la laparotomie latérale, l'incision portant dans la fosse iliaque gauche, à un bon travers de doigt au-dessus de l'arcade crurale, et parallèlement à elle, et mesurant environ 6 à 7 centimètres. Il y a à cette manière de faire un double avantage ainsi que l'indique M. P. Delagenière[1] : elle permet de choisir la terminaison du gros intestin, et, dans le cas où l'on ne peut donner suite à son projet de mobilisation de l'intestin, de créer un anus contre nature. Nous ne saurions, sans nous exposer à des redites, insister longuement sur les manœuvres qui ont pour but de libérer l'ampoule et de l'abaisser, à travers le cul-de-sac de Douglas, jusqu'au périnée (*cf.* obs. V).

Ce n'est que si ces manœuvres échouent, qu'on se décidera à créer un anus au niveau de la plaie abdominale, selon le manuel opératoire ordinairement suivi dans la création des anus artificiels, non sans avoir préalablement tenté de refouler l'intestin vers le périnée, au moyen d'une sonde introduite par l'orifice anormal, selon le procédé de M. Kirmisson.

Telle serait la conduite que nous adopterions en présence d'un enfant atteint d'imperforation ano-rectale, à condition cependant que l'état de l'enfant le permette. Mais en présence d'un enfant dont la vie est en danger immédiat, dont l'état général est alarmant, qui présenterait déjà les symptômes d'une hernie étranglée, il faudrait évidemment courir au plus pressé et, si l'on ne peut parvenir jusqu'à l'intestin, par la voie périnéale, au bout d'un temps très court, il faudrait, sans s'attarder à des manœuvres longues et pénibles dont le résultat peut être douteux, créer immédiatement une issue pour les matières en faisant un anus de Littre, avec l'arrière-pensée de remédier à l'infirmité ainsi établie, sitôt qu'on le pourra. Ainsi que l'a dit Trélat : « Chaque heure qui s'écoule

[1] *Arch. prov. de chirurgie*, juillet 1894.

depuis la naissance diminue l'opportunité de la méthode périnéale, si bien que, parfaitement indiquée dans les premiers moments, elle peut cesser de l'être quand les accidents généraux ont paru. »

Comme on le voit, l'anus de Littre n'est qu'un pis aller. Ses indications sont de plus en plus restreintes par l'application des nouveaux procédés que nous avons passés en revue. Il n'est plus applicable que quand on a affaire à des cas exceptionnels où le rectum en entier et une partie de l'iliaque manquent ou quand on est en présence d'un enfant moribond plutôt que malade, incapable de supporter une opération un peu longue.

B. **Traitement tardif.** — Il est applicable aux abouchements anormaux à trajet perméable et à orifice large. Il comporte, ainsi que le dit Puech [1], deux indications :

1° Créer dans la région anale un orifice qui reproduise aussi fidèlement que possible l'anus normal ;

2° Oblitérer le trajet et l'orifice anormaux.

Le moment propice pour opérer est difficile à fixer.

En général, il est préférable d'attendre que l'enfant ait au moins six mois ; à cet âge, il offre beaucoup plus de résistance et, par suite, l'opération a plus de chances de succès.

Il ne faut pas, d'autre part, attendre trop longtemps, car à mesure que l'enfant avance en âge, les matières prennent plus de consistance et peuvent, à un moment donné, obstruer le trajet, ce qui nécessiterait une opération immédiate faite dans de moins bonnes conditions.

[1] Thèse de Montpellier, 1890.

On surveillera donc la fistule ; on pratiquera même la dilatation si besoin est, et on interviendra au moment opportun.

Le procédé à employer différera légèrement selon que l'on a affaire à un abouchement vaginal, vulvaire, scrotal ou à un abouchement recto-urinaire.

Dans le premier cas, le procédé de Rizzoli est celui que l'on choisira de préférence : il a l'avantage de placer l'anus à l'endroit convenable et de supprimer en même temps le trajet anormal.

Quant aux abouchements recto-vésicaux, il est préférable de commencer par créer un anus périnéal en attirant simplement l'anse intestinale. Le trajet s'oblitère souvent consécutivement, sans qu'il soit nécessaire de recourir à une nouvelle intervention ; car le parallélisme entre l'intestin et le conduit anormal est détruit par l'opération, et les matières ont beaucoup plus de tendance à s'échapper par le nouvel orifice que par l'ancien.

En tout cas, on pourra songer plus tard à traiter la fistule.

Quoi qu'il en soit, les abouchements recto-urinaires sont parfaitement justiciables d'une intervention chirurgicale, et nous sommes très étonné de voir Tillaux[1] avancer qu'ils sont au-dessus de toute ressource.

Dans le cas où l'on ne peut découvrir l'orifice anormal, peut-être serait-on autorisé à employer le procédé de Martin (de Lyon), qui consiste à fendre complètement la commissure postérieure de la vulve.

Certains auteurs ne veulent pas non plus que l'on touche

[1] *Chirurgie clinique.*

aux anus vulvaires et vaginaux, et l'on cite le cas d'une femme qui eut plusieurs enfants sans que son mari se soit jamais douté que sa femme n'avait qu'un anus vaginal, celui aussi d'une jeune fille de vingt-deux ans observée par Ricord, qui se livrait à la prostitution malgré un anus vaginal ; un autre d'une vieille juive observée par Morgagni, qu'une pareille infirmité n'empêcha pas d'atteindre l'âge de cent ans.

Mais ces cas isolés ne plaident pas suffisamment en faveur du maintien d'une infirmité repoussante, doublée d'un danger que la chirurgie actuelle peut faire disparaître sans faire courir grand risque à l'opérée. Car, outre les avantages sociaux que présente la restauration de l'anus à sa place normale chez la future jeune fille, le fonctionnement d'un anus anormal n'est jamais parfait et peut devenir absolument insuffisant, causant ainsi la rétention des matières, source d'auto-intoxication.

CHAPITRE III

OBSERVATIONS

1. Imperforations.

Observation I

(Inédite, due à l'obligeance de M. le Dr Eynard, ancien interne des hôpitaux de Marseille.)

Le 22 janvier 1899, on nous amène de Saint-Raphaël (Var) un enfant du sexe féminin, Louise A..., pesant 3 kg. 200, qui est admise au pavillon Vidal, dans le service de M. le Dr Lauzet.

Elle est la quatrième enfant de parents bien portants et normalement constitués; ses frères et sœurs ne présentent aucune anomalie.

Née le 10 janvier, l'accouchement ne présenta aucune difficulté et on ne s'aperçut de rien à sa naissance. Ce n'est que le lendemain au soir qu'on s'inquiéta et du volume exagéré du ventre et de l'absence de selles depuis la naissance, et qu'on se décida à amener la petite malade à l'hôpital.

A l'inspection, le ventre est dur; quelques anses intestinales se dessinent sous la paroi abdominale.

Du côté de l'anus, on voit une fossette qui a toutes les apparences d'une ouverture naturelle, mais qui est complètement obturée à un demi-centimètre. La vulve et le vagin paraissent normaux. Il y a des vomissements jaunes, mais non fécaloïdes.

Pensant à une absence congénitale du rectum, nous faisons une incision depuis la fossette anale jusqu'à la pointe du coccyx, pendant qu'un aide maintient une sonde dans le vagin.

Après avoir incisé couche par couche jusqu'au tissu cellulaire, nous décollons avec le doigt et recherchons l'ampoule rectale; mais nos recherches restent infructueuses. Nous réséquons alors la portion inférieure du coccyx, après avoir prolongé notre incision, et, malgré la large brèche ainsi faite, nous ne pouvons parvenir sur l'ampoule sigmoïde.

Comme il y avait urgence à débarrasser l'intestin, nous bourrons la plaie périnéo-coccygienne avec de la gaze, et faisons un anus de Littre : incision courbe, commençant à un doigt au-dessus de l'épine gauche du pubis et s'élevant jusqu'au niveau de l'ombilic en passant à un doigt en dedans de l'épine iliaque antéro-supérieure.

Le péritoine ouvert, nous tombons sur l'extrémité du gros intestin, qu'il est impossible d'abaisser vers le périnée; nous le suturons à la paroi abdominale sur une longueur de 3 centimètres et l'ouvrons ensuite : le méconium s'échappe facilement. Léger lavage à l'eau bouillie; puis second plan de sutures sur la bouche anale artificielle.

L'opération a été faite sans anesthésie.

Dans la soirée, injection de sérum, l'enfant ne se remettant pas facilement du shock opératoire.

Le lendemain matin, l'anus artificiel fonctionne bien, mais la petite meurt vers midi.

A l'autopsie, on constate l'absence du rectum, et l'ampoule sigmoïde est au-dessus du promontoire.

Pas de cordon fibreux rattachant la terminaison intestinale soit avec l'anus, l'utérus ou la vessie.

L'anus artificiel siégeait à 2 centimètres de la partie terminale. Pas de péritonite. Les fils avaient parfaitement tenu.

Observation II

(Inédite, service de M. le Dr Lauzet. Due à l'obligeance de M. Ponthieu, interne des hôpitaux.)

Enfant du sexe masculin, né à terme et normalement développé, atteint d'imperforation de l'anus.

Amené à l'hôpital de la Conception, trente heures environ après la naissance, il est admis dans le service de M. le Dr Lauzet, au mois de février 1899.

A l'examen : abdomen considérablement météorisé ; teinte ictérique de la peau et surtout des conjonctives.

Présence d'un infundibulum anal, admettant l'extrémité de l'index et siégeant à la place ordinaire de l'anus.

Au fond de cet infundibulum on ne sent pas la saillie du bout de l'intestin : l'examen au spéculum auris ne permet pas non plus de la constater.

Opération : incision comprenant la partie postérieure de l'infundibulum jusqu'à la pointe du coccyx ; résection du coccyx ; dissection des plans musculaires couche par couche. A 4 centimètres environ au-dessus de l'incision cutanée, la pulpe de l'index rencontre une tumeur arrondie et rénitente. Une sonde introduite dans la vessie assure l'individualité de cet organe et de la tumeur qui est bien l'intestin. Celui-ci est attiré en bas sans effort, suturé par quatre points de suture cardinaux aux points correspondants de la plaie, c'est-à-dire au niveau de l'anus. Il est incisé au centre : il s'en échappe une grande quantité de méconium. On met alors des points de suture supplémentaires et on fait un lavage du rectum à l'eau boriquée.

Suites. — Le météorisme disparaît ; mais les vomissements persistent quoique moins fréquents. L'ictère subsiste également. L'alimentation est possible. L'état général se relève un peu.

Au huitième jour, sans avoir présenté de phénomènes plus accusés, l'enfant meurt presque subitement.

Durant toute cette période, les évacuations alvines avaient été normales comme quantité et comme qualité.

Autopsie. — La plaie opératoire est entièrement cicatrisée, la communication de l'intestin avec l'extérieur parfaite, sans solution de continuité au niveau de la ligne des sutures. Au niveau du cæcum existe une vaste perforation intestinale de la dimension d'une pièce de 2 francs environ, ayant occasionné à ce niveau une péritonite restée partielle grâce à des adhérences inflammatoires.

Observation III (inédite)

(Hôpital de la Conception. Service de M. le Dr Melchior-Robert. Communiquée par M. Pellissier, interne du service.)

Le 14 novembre 1899, à 9 heures du matin, on amène à l'hôpital un enfant du sexe masculin, Louis P..., né depuis trente-six heures et n'ayant depuis sa naissance expulsé ni méconium ni urine. En ville, M. le Dr Pujol avait constaté une imperforation du rectum et s'était en même temps aperçu que l'urètre n'était pas perméable. En effet, une bougie introduite par le méat venait buter dans l'urètre contre une paroi résistante, à 5 centimètres environ du méat.

A 11 heures du matin, M. le Dr Melchior-Robert opère l'enfant. La vessie était distendue et se sentait nettement au-dessus du pubis. On procède à l'établissement d'un méat hypogastrique, par lequel s'échappe une abondante quantité d'urine.

Le cathétérisme rétrograde est impossible. On sent nettement l'ouverture des deux uretères, mais on ne peut trouver l'orifice de l'urètre. M. le Dr Robert tente un dernier cathétérisme, mais sans succès.

Une fois la paroi vésicale suturée à la peau, la plaie est tamponnée à la gaze iodoformée, et l'on s'occupe de l'imperforation du rectum. Au niveau de l'anus se trouve une dépression de 1 centimètre environ de profondeur, se continuant avec la peau des parties voisines. M. le Dr Robert fait sur le raphé médian une incision de 4 cm. 1/2 de longueur, débordant d'environ 1 centimètre en avant et 2 cm 1/2 en arrière les limites de la dépression. Une masse de tissu graisseux remplit l'excavation. Le toucher fait percevoir, à chaque contraction de l'enfant, une sensation de fluctuation au fond de la plaie. On avance en profondeur, et enfin, à 3 centimètres environ au-dessus du fond de la dépression, on aperçoit l'ampoule, noire et distendue. Elle est libérée assez facilement en avant et par côté, avec plus de peine en arrière : on y arrive pourtant et on l'attire en bas. Sous la traction des pinces à griffes un point de la paroi cède et quelques gouttes de méconium suintent dans la plaie. On hâte l'abaissement et l'on fixe l'ampoule à la dépression par une suture séreuse. Un fil passé trop profondément intéresse la muqueuse et un peu de méconium glisse le long du fil.

L'ampoule fixée est largement ouverte : un flot de matières s'écoule. Un lavage rectal abondant est pratiqué, et une fois le rectum nettoyé, on pratique l'éversement et la suture de la muqueuse. Tamponnement avec de la gaze au salol, et l'enfant est enveloppé de ouate.

Dans la journée, injection de 100 grammes de sérum de Hayem.

15 novembre. — Le pansement est refait le lendemain matin : il est abondamment souillé d'urine et de matières fécales. Toutes les sutures tiennent. L'enfant a bien tété et ne paraît pas souffrir.

16 novembre. — M. le Dr Robert fait une nouvelle tentative avec une sonde en gomme mi rigide : la sonde bute toujours, mais M. Robert appuyant légèrement, elle franchit l'obstacle et pénètre dans la vessie.

17 novembre. — L'enfant urine par son méat en même temps que par son ouverture hypogastrique. Un point de la suture cutanée en arrière de l'anus a cédé, le fil ayant coupé la peau. Pas de suppuration. Les matières fécales s'écoulent normalement par l'anus restauré.

18 novembre. — Les fils de la suture cutanée ont cédé sur toute la longueur de l'incision. La suture muqueuse tient toujours.

Pas de suppuration. Bourgeons rouges et bien vivants.

19 novembre. — L'enfant commence à maigrir un peu. Il tette

mal et a un peu de diarrhée ; mais l'anus fonctionne bien et est parfaitement continent : 1 gramme d'acide lactique.

20 novembre. — La diarrhée continue : acide lactique, 2 grammes.

21 novembre. — La diarrhée a cessé ; mais l'enfant s'amaigrit de plus en plus. Chaque jour, au moment du pansement, on lui donne un lavement de sérum et, dans la journée, une injection de 80 à 100 grammes. L'urètre est toujours perméable.

L'anus fonctionne normalement. La plaie résultant de l'incision est en bonne voie de cicatrisation.

24 novembre. — L'enfant s'amaigrit continuellement. Il ne veut presque plus téter. A quelques vomissements.

25 novembre. — Le matin, un peu de diarrhée. Le soir l'enfant est très mal : il n'a presque pas teté de toute la journée.

26 novembre. — Décès à 1 heure du matin.

L'enfant ayant été réclamé par la famille, on n'a pas pu procéder à l'autopsie.

Jusqu'au dernier moment l'anus est resté absolument continent. L'urètre était encore perméable ; mais il a été impossible de voir à quoi tenait l'imperméabilité du premier jour.

Observation IV (inédite)

Hôpital de la Conception de Marseille. Service de M. le Dr Lauzet. Communiquée par M. le Dr Platon, ancien interne du service).

Garçon âgé de cinq jours, présentant un infundibulum anal de 2 centimètres seulement.

Etat général mauvais. Vomissements. Ventre météorisé.

Opération le 17 août : incision en triangle de Gérard-Marchand, partant de l'anus et empiétant sur les deux régions fessières jusqu'au-dessus du niveau du coccyx. Dissection de ce volet, que l'on relève. On peut voir alors qu'il y a continuation du gros intestin avec l'infundibulum, dont il est séparé par une cloison résistante : à ce niveau existe une portion rétrécie. Perforation de la cloison à la sonde cannelée : l'ouverture est agrandie avec le doigt. On introduit une sonde de Nélaton n° 18, qui est laissée à demeure. Une certaine quantité de méconium étant évacuée, lavage de l'intestin à l'eau boriquée tiède ; malaxation de l'intestin. Issue de méconium en grande quantité. Sutures au crin de Florence. Pansement.

18 août. — Le pansement est en bon état. L'enfant expulse des matières avec un léger effort : il tette bien. On ordonne des lavements.

Les trois jours suivants, il en va de même.

Le 22, le pansement est fortement souillé de matières, qui ont pénétré, en décollant les tissus, dans l'espace rétro-coccygien : il y a menace de sphacèle du volet et de suppuration des points de suture.

23 août. — Ablation des fils : le volet est relevé, les portions gangrenées sont sectionnées. La cavité est nettoyée à l'eau bouillie chaude, légèrement salée, et bourrée avec de la gélatine iodoformée stérilisée.

Le volet est rabattu, et l'on fait par-dessus une nouvelle application de gélatine qui sert à maintenir de la gaze iodoformée.

Le pansement est refait deux fois par jour, de la même façon.

Douze jours après, vers le 3 septembre, guérison avec deux cicatrices rejoignant l'anus et rappelant l'incision première, et une dépression très sensible au niveau du coccyx réséqué.

L'enfant a vécu pendant un an environ, et est mort de bronchite.

Observation IV (résumée)

(Communiquée par M. Chalot, de Toulouse, à la *Société de chirurgie*, le 15 avril 1895)

Il s'agit d'une fillette, J. L..., âgée de six jours, n'ayant pas rendu de méconium depuis sa naissance, et présentant tous les signes d'une athrepsie très prononcée. Vomissements glaireux ;

ventre tendu, ballonné. A la place de l'anus, un cul-de-sac fermé long de 1 centimètre.

Opération. — 1° *Périnéotomie.* — Anesthésie à l'éther.

Incision classique de la fourchette au sacrum, approfondie avec l'index dans le vagin pour guide. Le coccyx est récliné. Mais les recherches pour découvrir le rectum restent vaines. M. Chalot se décide alors à faire une laparotomie *oblique latérale*, pouvant servir à deux fins : à l'opération nouvelle ou à l'anus de Littre.

2° *Laparotomie.* — La plaie périnéale étant bourrée de gaze, sur la partie inférieure gauche du bas-ventre, incision de 5 centimètres, commençant à un doigt au-dessus de l'épine gauche du pubis et montant en ligne courbe jusqu'à 2 centimètres en dedans et au-dessus de l'épine iliaque antéro-supérieure du même côté. Derrière les annexes, dans la fosse iliaque gauche, sur le bord interne du psoas, se trouve une ampoule rougeâtre, molle, fluctuante, longue de 10 centimètres environ, pyriforme, à grosse extrémité dirigée en bas et en avant, de la grosseur d'un œuf de poule : un court cordon cellulo-vasculaire rattache le fond de l'ampoule au flanc gauche de l'utérus. M. Chalot coupe le cordon entre ligatures, perfore avec l'index droit le cul-de-sac séreux sacro-vaginal, et voit apparaître son doigt dans la plaie périnéale au-devant du coccyx. L'ampoule étant trop grosse pour passer par cette voie, est attirée hors de l'abdomen, et évacuée avec les précautions nécessaires, d'un coup de ciseaux : issue de 150 grammes environ de méconium. La petite brèche est fermée par une ligature de soie forte, dont les deux chefs sont conservés et aseptisés au thermo. Puis, au moyen des fils passés dans une aiguille de Deschamps, l'ampoule est facilement attirée en bas vers le périnée, la plaie abdominale suturée.

3° *Fermeture de la plaie périnéale et abouchement du côlon.* L'extrémité du côlon iliaque est fixée au niveau de l'anus, par des points au crin de Florence. Suture de la plaie périnéale en avant et en arrière de l'anus. Pansement iodoformé.

Durée des deux opérations ensemble, y compris les sutures : une heure seulement. Perte de sang : à peine 20 grammes.

Quantité d'éther employée très minime.

L'opération eut lieu le 17 février 1896.

Suites opératoires parfaites. Le 13 avril, l'opéré jouit d'une santé superbe. Pansement abondamment souillé de fèces jaunes, anus entouré d'un bourrelet muqueux rouge vif et mesurant 2 cm. 1/3 sur 1 cm. 1/4.

OBSERVATION VI

(Communication faite par M. Kirmisson à la *Société de Chirurgie*, le 28 décembre 1898, *Revue de chirurgie*, du 10 janvier 1899.)

Le 26 mars 1898, on présentait à l'hôpital un petit garçon de quatre jours, offrant tous les symptômes de l'imperforation anale. L'anus existait, aussi un chirurgien pratiqua-t-il un débridement au bistouri, mais ne rencontrant pas l'ampoule rectale après avoir pénétré à 3 centimètres de profondeur, il fit un anus iliaque.

Six jours après, l'enfant est rapporté dans un état assez précaire, avec, au niveau de son anus iliaque, un énorme prolapsus. Au cours de l'exploration à laquelle M. Kirmisson se livre, l'enfant crie et fait des efforts violents ; subitement, les adhérences péritonéales créées par l'opération se rompent et la plus grande partie de l'intestin grêle et une partie de l'S iliaque font issue au dehors. On endort alors l'enfant par le chloroforme, on réduit les anses intestinales, et une sonde introduite dans le bout inférieur et poussée à fond devient appréciable par la plaie périnéale. On débride l'orifice anal, on aperçoit le cul-de-sac rectal coiffant la sonde, on l'attire et on le fixe à la plaie périnéale. L'anus normal étant ainsi rétabli, on ferme l'anus iliaque par deux plans de suture de Lembert.

Les suites opératoires furent d'une bénignité parfaite; les matières passèrent par l'anus périnéal, et l'enfant s'est normalement développé.

Observation VII (résumée).

(Communication faite par M. le Dr Delanglade, de Marseille, à la Société de chirurgie du 7 juin 1899, *Gazette des hôpitaux* du 13 juin 1899.)

Le 16 juillet 1897, on apporta à M. le Dr Delanglade, au Dispensaire des Enfants Malades, un garçon de cinquante jours, né avec l'anus imperforé, sans que rien dans l'hérédité pût expliquer cette malformation. On ne s'occupa pas tout d'abord de l'absence de méconium, et, au quatrième jour seulement, comme étaient survenus des vomissements et du météorisme, comme l'enfant avait toujours refusé de téter, le médecin se décida à intervenir. Il employa le procédé du trocart. Au coup de trocart, s'échappe une quantité énorme de méconium, et le jour même l'enfant se met à téter. Mais, dès le jour suivant, les matières ne passent plus, et cela dure ainsi *vingt-deux jours*, les évacuations se reproduisant seulement sous forme de vomissements fécaloïdes répétés plusieurs fois par jour. Au niveau de l'anus, de temps à autre, une tache jaune ; mais c'est du pus, et pas autre chose. Au bout de vingt-deux jours, le trajet redevient spontanément perméable, et pendant quatre jours les matières passent et les vomissements diminuent. Mais ce fut passager ; depuis *dix neuf jours*, l'oblitération s'était reproduite complète, les vomissements étaient incessants, l'état général s'aggravait de jour en jour, lorsque l'enfant fut présenté à M. Delanglade.

L'enfant paraissait mourant : tête, cou, thorax et membres étaient dans un état de maigreur effrayant. Seul, le ventre était énorme et littéralement tendu à éclater. Les fausses côtes étaient extrêmement soulevées ; la respiration, anxieuse et précipitée ; les extrémités, froides et bleues ; le pouls, imperceptible. L'orifice anal est tout petit. En arrière de lui et en avant du coccyx, deux petits points déprimés, d'aspect cicatriciel. La fosse ischio-rectale droite est le siège d'un phlegmon, ce qui décide M. Delanglade à faire un anus contre nature. Sans anesthésie, l'incision iliaque classique est pratiquée ; mais à peine le péritoine est-il ouvert, qu'un paquet volumineux d'anses intestinales fait hernie, anses distendues par des gaz, de couleur rougeâtre, à surface dépolie recouverte par places d'un exsudat grisâtre.

Après de vains efforts de réduction, l'opérateur, devant la dépression extrême de l'enfant, incise le bord libre de l'intestin sur deux centimètres environ : les gaz s'échappent avec force et les anses s'affaissent rapidement ; une pince est appliquée sur l'ouverture intestinale, et la réduction, après toilette, du reste de l'intestin devient facile. Quoique incertain que l'entérotomie ait porté sur l'S iliaque, l'opérateur se décide, pour gagner du temps, à établir l'anus contre nature. Il ne s'écoula qu'une quantité insignifiante de matières.

L'enfant était presque syncopé et on eut grand'peine à le ranimer quelque peu. Cependant, on le rapporta le lendemain à la visite du matin : il était resté en état de shock jusque vers minuit, puis s'était définitivement réchauffé, avait tété et n'avait plus vomi. Il est souillé des pieds à la tête par des matières de bon aspect et ressemblant à des œufs brouillés. Le pouls est aisément perceptible, et M. Delanglade profite de l'amélioration de l'état général pour inciser et drainer l'abcès ischio-rectal, ce qu'il n'avait osé faire la veille, tellement l'enfant était en état de shock.

Au sixième jour, les fils sont retirés, la réunion est complète. L'abcès périnéal est presque cicatrisé.

On faillit obtenir un succès définitif ; mais, deux mois plus tard, l'enfant a succombé, on ne sait de quoi : on a parlé de bronchite (?).

L'autopsie n'a pas été faite.

M. Delanglade insiste sur la difficulté qu'il a eue d'établir son anus de Littre et de distinguer l'S iliaque des anses voisines. Il croit que s'il a ouvert le côlon, c'est plutôt par chance, et se demande s'il ne vaudrait pas mieux, dans des cas semblables, recourir à l'anus lombaire de Callisen.

II. Abouchements anormaux.

Observation VIII (inédite).

(Hôpital général de Montpellier. Service de M. le professeur Estor.)

Yvonne E..., âgée de six mois, entrée à l'hôpital le 7 février 1899.

Antécédents héréditaires. — Père et mère bien portants. Aucune difformité congénitale dans la famille. Pendant que la mère était enceinte, il n'est survenu aucun accident : pas de traumatisme, pas de fièvre. La mère allaitait avec succès son enfant.

Antécédents personnels. — L'enfant n'a jamais été malade, mais elle a toujours été constipée. C'est en essayant de lui donner un lavement qu'on s'est aperçu de l'issue des matières fécales par l'orifice vulvaire.

Etat actuel. — Le 9 février, l'anus est *absolument bien conformé,* mais imperforé : des matières fécales sortent par la vulve. On peut faire pénétrer un stylet dans l'anus contre nature situé au niveau de la commissure postérieure, et immédiatement en avant de l'hymen : ce stylet se dirige vers la concavité sacrée. Etat général très bon.

Opération. — 10 février 1899. — Anesthésie au chloroforme. On place une sonde cannelée recourbée en crochet dans l'anus vulvaire, et on fait ensuite une incision allant de la dépression anale au coccyx. Guidé par le bec de la sonde, il est facile de trouver l'ampoule rectale, qui est incisée et fixée à la peau. L'enfant rend immédiatement une grande quantité de matières moulées.

13 février. — Pas de fièvre. Le résultat paraît très bon.

15 février. — Pas de fièvre. L'enfant va bien. Les sutures qui fixaient à la peau les parois rectales n'ont pas pu empêcher leur ascension ; aussi la plaie est-elle aujourd'hui complètement désunie.

27 février. — Dilatation.

8 mars. — Tous les jours, on fait avec le doigt la dilatation du nouvel anus. Les matières passent encore largement par l'anus vulvaire.

8 avril. — Dilatation digitale répétée chaque jour. Il ne passe presque plus de matières par la voie anormale.

12 avril. — La malade sort : la mère continuera deux fois par jour la dilatation digitale de l'anus opératoire.

5 juin. — L'enfant est revu. Guérison complète. L'anus nouveau fonctionne très bien : il ne sort plus de matières par l'anus vulvaire.

Observation IX (inédite)

(Service de M. le Dr Lauzet, hôpital de la Conception. communiquée par M. Bartoli, interne des hôpitaux.)

Le 15 octobre 1896, on nous amène un enfant du sexe masculin, âgé de quinze jours, atteint d'imperforation anale.

Cet enfant, né à terme, n'a pas eu de vomissements : le ventre n'est pas tendu ; l'état général est relativement bon.

A l'examen des organes génito-urinaires et de la région anale, on constate qu'il n'y a pas trace d'anus.

Quand l'enfant émet des urines, celles-ci sont teintées en noir, coloration due à un mélange de matières stercorales ; de temps à autre, surtout quand on explore la vessie avec une petite sonde, il y a émission de gaz par le méat urinaire.

Nous sommes donc en présence d'un abouchement du rectum avec les voies urinaires, très probablement avec la vessie, car les urines recueillies avec une sonde sont constamment colorées en noir.

Cet abouchement anormal explique la survie de l'enfant pendant quinze jours.

L'opération se fait le lendemain sans chloroforme.

L'enfant étant placé sur le dos, les cuisses relevées, on incise le périnée sur une ligne médiane allant de la naissance des bourses au coccyx, à une profondeur de 2 cm.50 environ ; on arrive sur une ampoule parfaitement fluctuante, qu'on isole par dissection des tissus voisins. Avant d'ouvrir cette ampoule, on place aux deux extrémités de l'incision deux points de suture comprenant l'ampoule rectale. Puis on incise : il s'échappe un grand flot de méconium; on fait un lavage rectal avec de l'eau boriquée tiède qui amène de nouvelles quantités de matières stercorales ; la muqueuse fait immédiatement hernie au niveau des bords de la plaie, auxquels on la fixe par des points de suture.

Pansement à la gaze iodoformée, après avoir introduit dans le rectum un petit bout de sonde destiné à assurer l'émission des gaz.

Le lendemain une partie des fils de soie avait lâché; on fait de nouvelles sutures; ceci s'est répété deux ou trois jours de suite. Finalement tout s'arrange, la cicatrisation se fait; l'état général de l'enfant prospère; ses urines se clarifient; il n'émet plus ni matières ni gaz par son urètre, et vingt jours après l'enfant sortait de l'hôpital complètement guéri. A ce moment, ses fesses, quoique peu saillantes, se dessinaient très bien avec le sillon interfessier : son anus fonctionnait très bien. La fistule vésico-rectale avait donc complètement disparu, l'opération ayant détruit le parallélisme entre l'intestin et le trajet anormal.

Revu deux mois après, l'enfant avait considérablement grossi et se portait très bien,

Deux ans plus tard, il vivait encore.

Antécédents héréditaires. — Pas de malformations congénitales du côté du père ni de la mère. Celle-ci a eu une première grossesse à évolution normale, et s'est accouchée d'un enfant bien constitué.

Observation X (inédite).

(Due à la bienveillance de M. le Dr Pujol, de Marseille.)

Il s'agit d'une enfant du sexe féminin, issue de parents jeunes et sains, ayant quatre enfants vivants, en bonne santé et sans vices de conformation.

Cette enfant, née le 28 avril 1899, m'est présentée le 2 mai, à cause d'une malformation de l'anus. A l'examen, je constate, en effet, que l'anus n'est représenté que par une certaine pigmentation et quelques plis cutanés, sans trace aucune d'orifice ni de dépression. D'autre part, les matières fécales s'écoulent par le vagin et l'enfant se trouve presque constamment souillée.

Il s'agit donc d'un abouchement anormal du rectum dans le vagin.

La miction est régulière; le développement de l'enfant est normal. Comme le cours des matières fécales n'est nullement interrompu, que le fonctionnement régulier de l'appareil digestif est assuré, je remets l'intervention à une date ultérieure, pour que l'enfant soit dans de meilleures conditions de résistance.

L'opération est pratiquée le 6 juin. Anesthésie chloroformique. Position de la taille. Je pratique une incision verticale au niveau de la cicatrice anale allant presque jusqu'à la pointe du coccyx; je dissèque les tissus et vais à la recherche du bout inférieur du rectum. Celui-ci se trouve à une profondeur d'environ 4 centimètres. Après l'avoir disséqué sur tout son pourtour, à partir de son insertion vaginale jusqu'à une assez grande hauteur, afin de le mobiliser, je l'accroche avec le doigt et amène l'anse ainsi formée au niveau de l'orifice cutané.

Je passe un fil de soie sur cette anse et le noue aussi près que possible du vagin, afin d'assurer l'occlusion de la partie postérieure de ce conduit. Je sectionne alors le rectum en arrière de la ligature, et, attirant le bout rectal au dehors, je le suture à la partie antérieure de l'incision périnéale, dont je ferme la partie postérieure par trois points de suture, afin de ne point avoir un orifice anal trop grand.

Les suites opératoires furent des plus simples; le seul accident fut la déchirure rapide des tissus par les fils du pourtour de l'anus; malgré cela tout était cicatrisé au bout de douze jours. L'anus a fonctionné dès le premier jour.

La mère n'a cessé d'allaiter son enfant. Celle-ci allait très bien quand, subitement, le 30 août au matin, c'est-à-dire près de trois mois après l'opération, elle fut prise d'une suffocation alarmante, et mourut sans que j'aie eu le temps d'arriver auprès d'elle.

DISCUSSION DES OBSERVATIONS

Que découle-t-il de nos observations ?

D'abord, un premier point sur lequel nous tenons à insister, c'est la résistance qu'offrent les nouveau-nés, et la facilité avec laquelle ils supportent les opérations graves. L'enfant opéré par M. Delanglade en offre un bel exemple. Ponctionné au trocart quatre jours après la naissance, l'anus s'oblitère de nouveau, et, pendant vingt-deux jours, rien ne passe plus, les matières étant seulement évacuées sous forme de vomissements ; puis, perforation spontanée de l'anus, suivie d'une nouvelle obturation, qui dure dix-neuf jours, jusqu'au moment où on se décide à amener l'enfant à M. Delanglade, et, malgré l'état précaire de l'imperforé, le chirurgien obtient un succès opératoire. L'opéré de M. Kirmisson subit deux opérations à six jours d'intervalle et les supporte très bien.

Un second point qui est mis en lumière par la lecture de nos observations, c'est la supériorité incontestable de l'anus périnéal sur l'anus iliaque. L'anus périnéal fonctionne bien et est parfaitement continent. Si le procédé d'Amussat n'a pas toujours donné des résultats durables, ne faut-il pas souvent incriminer le retard apporté à l'intervention. L'observation II nous présente un enfant qui, quoique âgé de trente heures à peine, est déjà en proie à des symptômes alarmants : l'autopsie démontre d'ailleurs que l'auto-infection a déjà fait son œuvre.

Dans l'observation III, nous voyons un anus périnéal fonctionnant bien pendant douze jours, quoique le résultat final ait été fatal.

Sur deux enfants auxquels on a pratiqué un anus iliaque, l'un est mort le lendemain (obs. I) ; il est vrai, qu'il était âgé de quatre jours, et que l'opération avait duré une heure ; le second n'a vécu que deux mois (obs. VII).

La simple ponction, même suivie de dilatation, expose à l'infiltration des tissus (obs. IV) : on était pourtant en présence d'une simple membrane séparant le rectum de l'anus.

Nos trois observations d'abouchements anormaux nous fournissent trois succès opératoires, dont un abouchement recto-vésical. Les procédés employés ont été simples, rapidement exécutés, et les trajets intermédiaires ont parfaitement disparu sans nouvelle intervention.

CONCLUSIONS

De tout ce qui précède, nous nous croyons autorisé à tirer les conclusions suivantes :

I. L'embryologie permet de concevoir la *Pathogénie* de toutes les anomalies congénitales de l'anus et du rectum.

Elle nous enseigne :

Qu'il y a indépendance absolue entre les vices de conformation de l'anus et ceux du rectum.

Que la plupart de ces vices de conformation sont dus à un processus anormal ou irrégulier dans le cloisonnement du cloaque interne, l'hypothèse d'un cloaque externe devant être abandonnée; qu'ils apparaissent avant la fin du troisième mois de la vie embryonnaire, les plus graves étant les premiers en date.

II. Le *traitement* doit être éclectique et différé suivant les cas. On doit toujours préférer la voie périnéale quand on se propose de remédier à une *imperforation*, et opérer le plus tôt possible.

La marche générale à adopter est la suivante :

a) Procédé d'Amussat ;

b) Résection du cocoyx de Verneuil;

c) Ouverture du cul-de-sac péritonéal (M. Fochier);

d) Procédé par manœuvres combinées (MM. Delagenière et Chalot);

e) Procédé de M. Kirmisson.

La création d'un anus iliaque doit être réservée aux cas exceptionnels. Ses indications sont bien moins fréquentes depuis la découverte des nouveaux procédés; elles peuvent se ramener aux deux cas suivants :

Menace de mort immédiate pour l'enfant;

Insuccès des procédés énumérés plus haut.

III. En ce qui concerne les *abouchements anormaux*, le chirurgien doit reculer, s'il le faut, la date de l'intervention jusqu'à une limite difficile à fixer, sans craindre pourtant d'opérer de bonne heure, les enfants du premier âge offrant une résistance remarquable aux opérations même graves.

IV. Les abouchements recto-vésicaux sont parfaitement opérables et curables. L'intervention doit être assez précoce. Il est préférable d'employer ici le procédé dit de Giraldès, plutôt que la méthode de transplantation.

V. Le procédé de Rizzoli est le plus recommandable dans les abouchements du rectum avec le vagin, la vulve ou le scrotum.

BIBLIOGRAPHIE

ALLINGHAM, The diagnosis and treatment of diseases of the rectum, Londres, 1896.

ANNE, thèse de Paris, 1879.

BECKER, Inaug. dissert., Riel, 1879.

BUCKMASTER, Transact. of the Anna. gyn. Soc., 1894.

BUSHE, A treatise on the malformation, injuries and diseases of the rectum, New-York, 1837.

A. COOPER AND SWINFORD EDWARDS, Diseases of the rectum and anus, Londres, 1892.

CURLING, Traité des maladies du rectum, trad. franç. par Bergeron, Paris, 1883.

CHALOT, Bulletin de la Soc. de chirurgie, avril 1896.

DELAGENIÈRE, Congrès de chirurgie, 1893.

— Archives provinciales de chirurgie, juillet 1894.

DUPLAY ET RECLUS, Traité de chirurgie.

DUCURON, thèse de Bordeaux, décembre 1889.

DURAND, Gazette des hôpitaux, 1894.

M. DUVAL, Atlas d'embryologie.

FAVIER, thèse de Paris, 1872.

FORGUE ET RECLUS, Thérapeutique chirurgicale.

ETIENNE, thèse de Nancy, 1890.

GOYRAND, Bulletin de la Société de chirurgie, 1re série, t. VII.

— Gazette médicale, 1856.

GROSS, Inaug. diss., Strasbourg, 1894.

O. HERTWIG, Traité d'embryologie.

JEANNEL, Revue de chirurgie, 1887, VII.

KELSEY, The patholog. diagnosis and treatment of diseases of the rectum and anus, New-York, 1884.

KERMISSON, Traité des maladies chirurgicales d'origine congénitale, 1898.

— Bulletin médical, 4 février 1891.

— Bulletin de la Soc. de chir., 1896.

— Soc. de chir., 2 janvier 1999.

LANCET, Londres, 1890.

LEJARS, Chirurgie d'urgence, 1899.

LEGENDRE ET BROCA, Thérapeutique infantile.

LERNON, thèse de Paris, 1885.

MOLLIÈRE, Traité des mal. du rectum, Paris, 1377.

MAITRE, thèse de Lyon, 1887.

PUECH, thèse de Montpellier, 1890.

QUENU ET HARTMANN, Chirurgie du rectum, Paris, 1895.

RETTERER, Journal de l'anatomie, 1890.

— Bibliographie anatomique, 1894.

RIZZOLI, Clinique chirurgicale, Appendice, 1877.

ROUX, thèse de Montpellier, 1841.

ROBERT, thèse de Lyon, 1896.

ROVILLAIN, thèse de Paris, 1882.

TOURNEUX, Précis d'embryologie, 1898.

— Journal de l'anatomie, 1888.

— — — 1889.

— Société de biologie, avril 1890.

TRELAT, art. Anus du Dictionnaire encyclopédique.

R.F.

TABLE

Lyon. — A. REY, Imprimeur-Éditeur de l'Université. — 21173.

BIBLIOTHÈQUE ... IMPRIMÉS

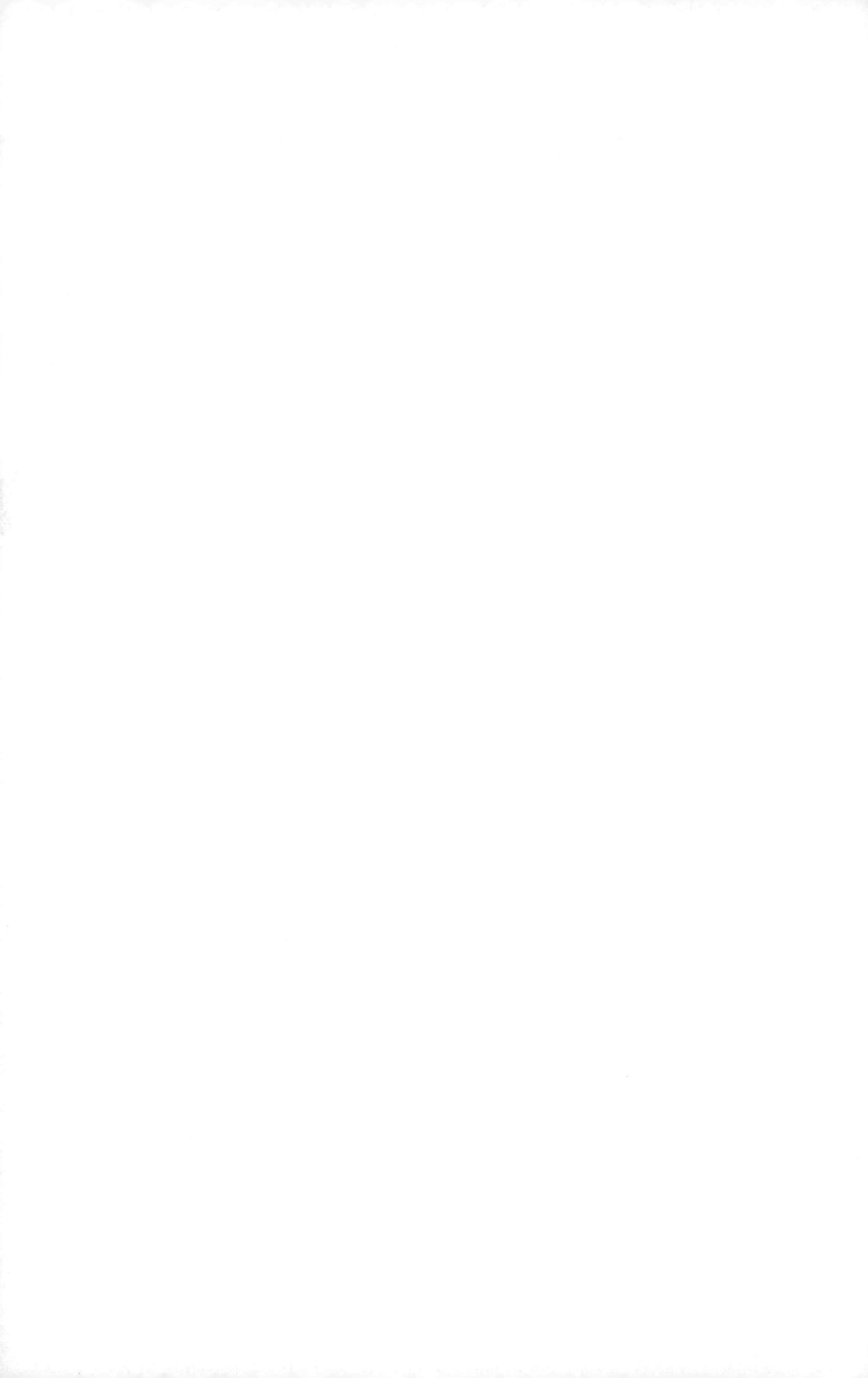

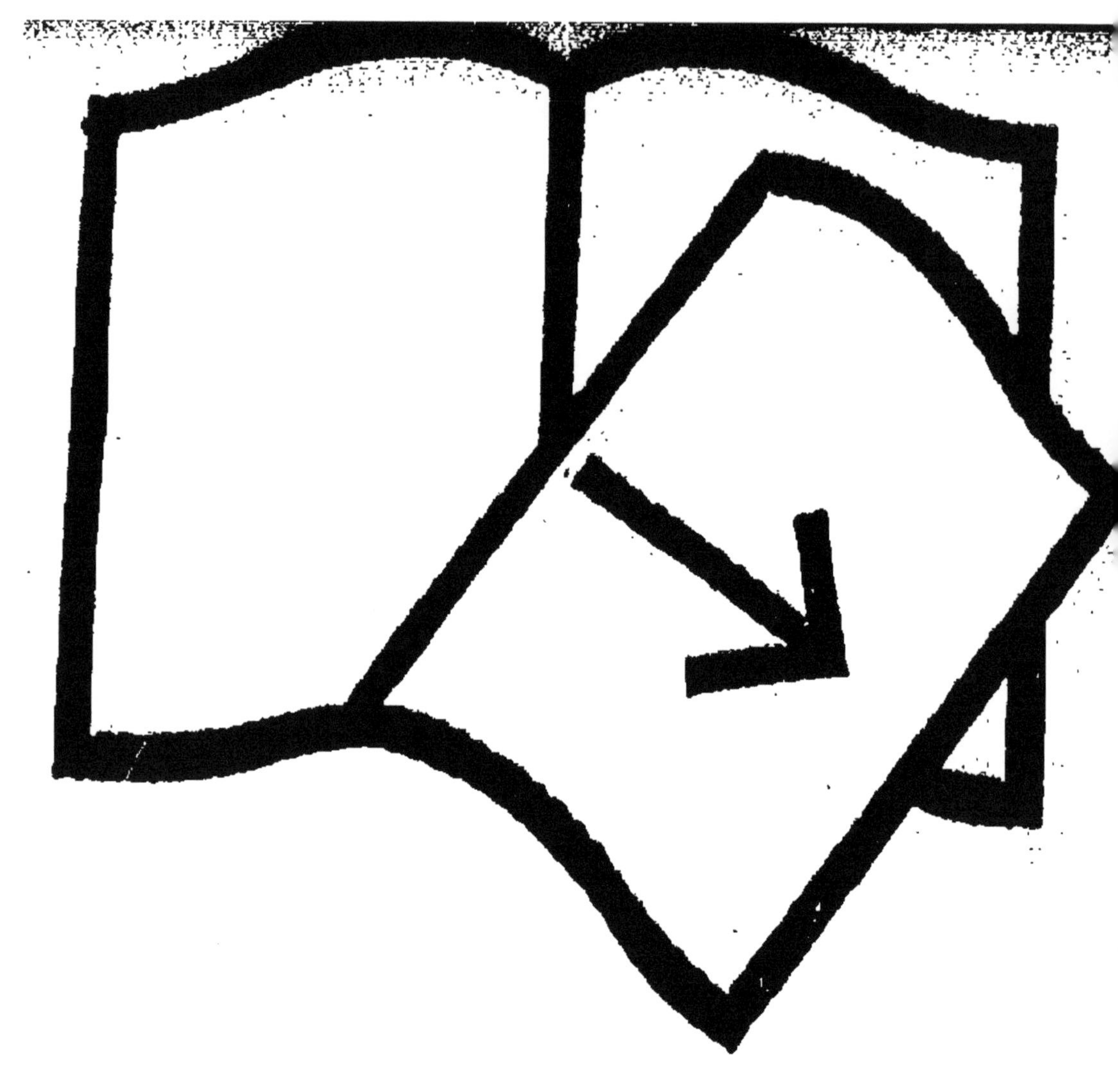

Documents manquants (pages, cahiers...)

NF Z 43-120-13

www.ingramcontent.com/pod-product-compliance
Ingram Content Group UK Ltd.
Pitfield, Milton Keynes, MK11 3LW, UK
UKHW012102240726
13965UKWH00004B/1472